NICOLA CINARDI

L'INCREDIBILE POTERE

COME CAMBIARE LA TUA VITA E RAGGIUNGERE LA GRANDEZZA

L'INCREDIBILE POTERE: COME CAMBIARE LA TUA VITA E
RAGGIUNGERE LA GRANDEZZA
Copyright © 2018 Nicola Cinardi.

Libro e copertina a cura di Nicola Cinardi

Edizione Italiana: Maggio 2018

S u   d i   m e

Ciao, sono Nicola. Sono un fisico teorico e un life-coach. Mi occupo principalmente di due settori: la ricerca di una teoria quantistica della gravità e la costruzione di una teoria che descriva il cervello e le sue proprietà emergenti, la mente e la coscienza.

Da life coach, attraverso strategie validate scientificamente aiuto i miei clienti, attraverso la crescita personale, a raggiungere il loro massimo potenziale.

Vivo in Italia, mi piace la vita, il sole, il buon cibo e continuare ad imparare. Sono sempre alla ricerca di modi per migliorare me stesso attraverso viaggi, libri, amicizie, e molto altro. Pensare che ciascuno di noi può giocare una piccola parte per rendere il Mondo un posto migliore è ciò che più mi motiva. Spero che questo libro motiverà te.

Introduzione molto breve

Per alcune persone raggiungere la grandezza significa avere successo, per altre semplicemente essere felice. Per qualcuno può significare sentirsi completi e realizzati, per qualcun altro trovare l'amore. A volte riguarda trovare un lavoro o diventare ricchi, oppure avviare un'impresa, oppure ancora può voler dire creare delle amicizie durature, o vivere in pace con se stessi e gli altri. Potrebbe anche rappresentare la voglia di smettere con le cattive abitudini, o eliminare comportamenti distruttivi come fumare, bere alcohol o liberarsi da atteggiamenti depressivi. Molto probabilmente i tuoi sogni e il tuo desiderio di grandezza sono un misto di tutto questo e altro ancora. La grandezza può avere molte sfumature, ed assume una specifica definizione per ciascuno di noi, cambia persino nel tempo. MA…

Qualunque sia la tua definizione di grandezza, in qualsiasi momento nella tua vita, il metodo che sto per presentarti ti permetterà di raggiungerla. Scoprirai l'INCREDIBILE POTERE dentro di te che ti permetterà di realizzare i tuoi sogni e diventare la versione migliore di te stesso. Ho scritto questo piccolo libro in modo che tu possa riuscirci nel più breve tempo possibile.

Si tratta di un metodo iterativo (un processo) in tre passi. È un nuovo modo di guardare la vita. Preparati a cambiare la TUA vita per sempre. Fai un bel respiro e continua a leggere.

Pensa!

Pensa i tuoi pensieri!

Pensa che stai pensando i tuoi pensieri e nessuno di essi esiste!

È tutto.

Seriamente, prendi del tempo per riflettere e assorbire il messaggio. Rileggilo.

Specifiche (Non) Essenziali:
il Metodo

Se vuoi cambiare te stesso, attrarre abbondanza, fare molti soldi, vivere felice, trovare l'amore, costruire amicizie, influenzare le persone che ti circondano, se vuoi acquisire nuove abilità o vincere qualsiasi paura, se vuoi vivere la vita migliore possibile, ottenere grandi risultati o qualunque cosa desideri, se vuoi contribuire a cambiare il mondo… tutto ciò che ti serve è prendere consapevolezza del messaggio che hai appena letto. Non ci sono altri segreti da essere rivelati. Tutto ciò di cui hai bisogno è più vicino di quanto tu creda, è dentro di te. Nella maggior parte dei casi l'INCREDIBILE POTERE risulta nascosto, risulta invisibile perché appare troppo semplice per poter funzionare, e a noi piacciono metodi e tecniche complicati, ci piacciono così tanto che semplicemente ignoriamo quelli più facili anche se a volte sono i più efficaci. Pensaci: le più importanti rivoluzioni sono accadute, accadono e sempre accadranno perché idee semplici vi stanno dietro. Perché nonostante sia cosi semplice e potente (quasi) nessuno sembra conoscere questo metodo? La risposta è da cercare nella struttura e nel funzionamento del nostro cervello.

PRIMO PASSO: Pensa

Il nostro cervello è programmato per dare coerenza ai fatti. Percepiamo fatti ed eventi attraverso i nostri sensi (anche quando i fatti sono i nostri ricordi); alcune regioni cerebrali sono attivate da essi e processano le relative informazioni. Le informazioni così processate vengono passate alle regioni corticali che, quando attivate, danno luogo al senso di coscienza e consapevolezza di queste. Così pensa il 100% delle persone sane.

Le unità fondamentali del nostro cervello, come ben noto, sono i neuroni. Quando si parla dell'attivazione delle regioni cerebrali ci si riferisce all'attivazione dei rispettivi neuroni. Le connessioni tra i neuroni, ovvero le sinapsi, rendono possibile la loro comunicazione. Il nostro cervello non smette mai di lavorare (fino alla morte), e ciò significa che ci sono sempre gruppi di neuroni attivi da qualche parte. Questo PROCESSO non si ferma mai. Persino quando sembra che non pensiamo a nulla, o quando dormiamo, molti neuroni vengono attivati e comunicano tra di loro. Inoltre i neuroni sono pure attivati casualmente dall'interno. Con ciò si intende che ciascun neurone ha una probabilità non nulla (diversa da zero) di emettere uno 'spike' (termine tecnico che indica il segnale chimico/elettrico emesso dal neurone) dovuto (per farla semplice) all'accumulazione di molecole cariche nella sua membrana cellulare (e non solo, come suggeriscono nuovi studi). A prescindere dal fatto che i segnali siano stati originati dall'interno dei neuroni o meno, e indipendentemente dal fatto che provengono dalle regioni più profonde del cervello o dalle più esterne, quando raggiungono le regioni corticali, ovvero quando gruppi (molto estesi) di neuroni corticali vengono attivati in patterns ben definiti noi percepiamo i nostri stessi pensieri come un flusso di coscienza.

In definitiva, per ciò che importa per la discussione, il PROCESSO del pensiero non si ferma mai. Questo è il modo in cui il 100% delle persone sane pensa. Questo è il primo step per risvegliare l'INCREDIBILE POTERE. Ovviamente è del tutto naturale e lo eseguiamo senza alcuno sforzo. È il nostro modo naturale di pensare. Lo è? Pensaci.

Tornando alla nostra domanda: Perché nonostante sia cosi semplice e potente (quasi) nessuno sembra conoscere questo INCREDIBILE POTERE? Adesso puoi intuire il perché. È per via del modo in cui funziona il nostro cervello, i pensieri semplicemente vengono alla luce, e quando percepiamo un pensiero come 'nostro' i nostri neuroni hanno fatto tutto il lavoro. Ci sono persino evidenze di un gap temporale tra il momento in cui le informazioni vengono processate e la nostra presa di coscienza di queste. Cioè quando prendiamo coscienza di un pensiero esso è già stato (pre-)processato da una moltitudine di neuroni; di fatto esso è il risultato di questo processo. Questo è il motivo per cui, nella maggior parte dei casi, ci fermiamo al primo step dell'INCREDIBILE POTERE: abbiamo accesso immediato a ciò che pensiamo, ciò che percepiamo come un pensiero; semplicemente pensiamo.

Voglio farti notare comunque che la maggior parte di ciò che può essere pensato non ti verrà mai in mente: la maggior parte dei pensieri 'pensabili' riguarda cose/fatti/concetti di cui non conosci neppure l'esistenza e forse mai ne conoscerai. Come potresti pensare di numeri p-adici, equazioni del gruppo di rinormalizzazione, filtro di Kalman, cavità subaracnoidea, solipsismo, Hera, Guda, changga, e altri trilioni di cose di cui non hai mai sentito parlare? Pensare è semplice ma non banale.

PASSO SECONDO:
Pensa i tuoi pensieri

L'attivazione di gruppi di neuroni corticali (quelli usualmente associati alla coscienza) danno indietro un feedback di segnali che attivano altri gruppi di neuroni nelle regioni corticali e non solo. È qui che il secondo passo verso l'INCREDIBILE POTERE può giocare un ruolo di primo piano.

Hai avuto un pensiero, puoi pensare ad esso.

Perché quel pensiero ti è venuto in mente? Quale è stato il processo che ti ha portato esattamente a quel pensiero?

Non saprai mai la risposta, nessuno può. Ricorda che potrebbe essere stato il risultato di un processo casuale. Molto più probabilmente è stato il risultato di una mistura di processi deterministici e processi random. In ogni caso non abbiamo accesso alla verità. Non c'è nessun modo in cui possiamo essere certi riguardo l'origine di un pensiero (neppure con gli strumenti di neuroimaging, poiché non può essere stabilito con certezza se quel pensiero 'originario' non è stato a sua volta determinato da un altro pensiero). Di fatto non ci interessa saperlo.

Tutto ciò che occorre è mettere in dubbio il pensiero stesso, ponendosi alcune importanti domande su di esso.

1. Quali emozioni/sentimenti hai provato o provi quando hai quel determinato pensiero?
2. Perché esattamente quel pensiero e non un altro pensiero?
3. È un pensiero utile per la tua vita? Per la vita delle altre persone? E per qualsiasi altra cosa del nostro universo (si l'intero universo)?

Lascia che ti spieghi l'importanza di queste tre apparentemente semplici domande e perché ti permetteranno di liberare l'INCREDIBILE POTERE.

DOMANDA #1

Le emozioni sono il risultato di attivazioni di regioni subcorticali che creano risposte biochimiche nel nostro corpo. Sono una sorta di risposte di 'basso livello'; alterano il nostro stato fisico e generalmente hanno caratteristiche simili per tutti gli esseri umani (e non solo) con piccole differenze tra individui che dipendono dalle circostanze. I sentimenti invece vengono originati nelle regioni neocorticali, sono le reazioni mentali alle emozioni e sono influenzate dalle esperienze, dai ricordi, dai sistemi di credenze. Dopo aver percepito un'emozione vengono percepiti i sentimenti, che coinvolgono input cognitivi solitamente subconsci ma anche consci.

Pensando ad un dato pensiero attraverso il filtro della domanda numero uno cominci a prendere coscienza delle sue conseguenze emotive. Come influisce sul tuo stato fisico? Ti fa sentire pieno di energia o le tue riserve energetiche crollano a picco? Provi nervosismo, rabbia, ansia, impazienza, stress, tensioni? Oppure sei in uno stato di calma, entusiasmo, felicità, fiducia, determinazione, motivazione? Quali sono i sentimenti dovuti e che seguono quel dato pensiero? Ti senti globalmente bene o male?

Il vantaggio di pensare ai tuoi pensieri con questo filtro è che puoi SCEGLIERE se 'trattenerli' o (aspettare finché i tuoi neuroni avranno deciso di) lasciarli andare. Come fare ciò nel terzo ed ultimo passo del metodo. Ponendoti la domanda numero uno **acquisisci il potere di scegliere cosa fare con il tuo pensiero in accordo ad una prima ottima unità di misura: le tue emozioni e i tuoi sentimenti.**

DOMANDA #2

Non abbiamo forse detto che è impossibile stabilire l'origine di un pensiero? È forse priva di senso la domanda numero due?

La risposta è si e no. È vero che non puoi risalire deterministicamente all'origine del tuo pensiero (oltre che essere del tutto inutile) ma c'è un potere più profondo nascosto nella domanda numero due. Segui il mio ragionamento.

Perché esattamente quel pensiero e non un altro? Se hai avuto quello specifico pensiero, adesso, sai che è stato originato dall'attivazione di gruppi di neuroni nel tuo cervello, questi a loro volta sono stati attivati dal segnale di altri gruppi di neuroni e così via. È importante notare che qualunque informazione viene immagazzinata nelle cellule neuronali e le loro connessioni (in un modo che ancora la scienza non riesce completamente a spiegare). Informazioni ripetute (molto simili tra loro) cominciano ad essere immagazzinate in uno schema neuronale specifico e tornano alla mente (a livello conscio o inconscio) quando esattamente quell'insieme di neuroni viene attivato. Tutti noi nasciamo con (quasi) nessuna informazione immagazzinata. Di fatto, quando nasciamo, non abbiamo ancora connessioni neurali in cui le informazioni possono essere immagazzinate. Importante, questo significa che tutte le informazioni devono essere acquisite e consolidate durante la nostra esistenza. Acquisiamo informazioni, costruiamo pensieri, e li immagazziniamo come ricordi e credenze, giorno dopo giorno, minuto dopo minuto. Lo facciamo secondo quanto ci viene insegnato, in accordo a quanto le persone che ci circondano dicono e fanno, in base a ciò che vediamo e sentiamo nell'ambiente in cui viviamo. Il PROCESSO di acquisizione delle informazioni (e il loro immagazzinamento) è molto complicato e, apparentemente caotico. È il motivo per cui non possiamo risalire all'origine di un pensiero. Ma il punto importante è quanto segue. Se hai avuto uno specifico pensiero esso è il risultato di anni di 'programmazione' della tua mente. Chi è il programmatore? La vita, le esperienze, i tuoi genitori e parenti, gli amici, i libri, la scuola, i film, le canzoni, ecc.. Hanno ragione, sono 'giuste'? La maggior parte delle volte la risposta è no. Perché no? Per motivi statistici. Potresti essere portato a pensare che ciò che hai imparato fino ad oggi è tutto ciò che andava imparato, che hai acquisito moltissime informazioni, che sei in grado di prendere ottime decisioni, conosci parecchio.

A prescindere dalla tua età, pensare che nei pochi

anni in cui hai vissuto, con le poche esperienze che hai fatto e la pura esposizione al mondo esterno, sei in grado di sapere cosa è la vita e che i tuoi pensieri sono quasi sempre corretti è solo una di due cose: arroganza o ingenuità. Punto.

Dati i 'veri numeri', é altamente improbabile che i tuoi pensieri siano corretti. Cioè nella maggior parte dei casi ti sbagli (e anche io). Può sembrare una cosa molto frustrante ma è vera.

I veri numeri sono: tutte le informazioni prodotte, processate e immagazzinate da tutti gli esseri umani (e non solo) nell'intera storia del Mondo, più tutte le leggi di Natura note e non note. La visione globale delle cose ci fa capire chiaramente che la nostra personale conoscenza della vita e delle sue sfaccettature è statisticamente derisibile. Adesso puoi rispondere alla domanda numero due.

Perché esattamente quel pensiero e non un altro? Perché hai vissuto, fino al momento in cui hai preso coscienza di quel pensiero, in una (minuscola) bolla di conoscenza dalla quale non puoi scappare, e ciò ti ha portato ad avere esattamente quel pensiero e non un altro. Non avresti potuto pensare diversamente.

Poiché adesso sai che i tuoi pensieri sono dovuti alla tua bolla e questa è molto molto molto piccola rispetto alla visione globale, la cosa migliore che puoi fare è pensare il tuo pensiero, metterlo in dubbio e provare ad espandere la tua bolla, pensiero dopo pensiero. Ricorda, pensare è un processo non un evento.

Solo perché hai avuto quel pensiero, hai ragione? È il solo modo di pensare? Non è l'opinione altrui degna di essere ascoltata? Non c'è molto da imparare al di fuori della tua bolla? Quando cominci a pensare sui tuoi pensieri in questo modo cominci a rendere il tuo ego più piccolo, permettendo reali e significativi cambiamenti per una vita migliore. Molte delle volte ciò si tradurrà nel cercare più informazioni e meglio documentarsi su determinati argomenti, leggere più libri, imparare cose nuove, ascoltare con mente aperta le opinioni e i bisogni degli altri, provare a migliorare le proprie capacità, imparare nuove abilità, ecc.., in breve provare ad essere la versione migliore di te stesso.

C'è solo un modo per espandere la tua bolla: essere di mente aperta e non smettere mai di imparare. Tutto ciò, se applicato ripetutamente, contribuirà a liberare l'INCREDIBILE POTERE dentro di te. Attraverso la domanda numero due **acquisirai il potere di scegliere cosa fare dei tuoi pensieri in accordo ad una seconda ottima unità di misura: quanto si espanderà la tua bolla.**

DOMANDA #3

Come stabilire se un pensiero è utile per la tua vita, per la vita degli altri, e per qualunque cosa nell'universo?

Una premessa e una promessa. Ovviamente non puoi prevedere il futuro (e neppure accuratamente post-vedere il passato) quindi tutto ciò che puoi fare è provare a fare del tuo meglio cercando di raggiungere i tuoi obiettivi, nella speranza di migliorare la tua vita e quella delle persone che ti circondano. Se applichi il metodo in maniera consistente e in buona fede i risultati arriveranno. Promesso.

Quando comincerai a mettere in dubbio le tue credenze e pensare ai tuoi pensieri, spesso, avrai bisogno di prendere delle decisioni. Ci sono degli strumenti o dei consigli per prendere ottime decisioni (in buona fede)? Risposta affermativa.

Ti consiglio di usare i seguenti due strumenti: il WCS e il WAC. Dall'inglese rispettivamente Worst Case Scenario (WCS) e Weighted Alternatives Choice (WAC): due strumenti complementari. Il primo ti aiuterà a stare lontano dalle cattive decisioni, il secondo ti aiuterà ad analizzare due o più alternative tra cui scegliere e prendere la migliore decisione.

Il WCS consiste in tre domande:

1. Qual è lo scenario peggiore che può verificarsi se dai credito al tuo pensiero o alla tua decisione? Quali sarebbero le conseguenze nel caso del peggior scenario?
2. Qual è la probabilità che accada (ciascuna conseguenza)?
3. Sei disposto ad accettare il rischio? Come impatterà sulla tua vita nel futuro?

Questa analisi richiede non più di qualche secondo, usala in qualunque momento senti il bisogno di farlo.

Una variante del WCS è il WCCS, Worst Case Cumulative Scenario(s) WCCS: in questo caso devi chiederti quali saranno le conseguenze della ripetizione dei tuoi pensieri/decisioni nel tempo (È forse ora di smettere di bere alcool, fumare, mangiare troppo?).

Il WAC, invece, va usato quando hai bisogno di comparare e quantificare due o più alternative, riservalo per le grandi decisioni, non abusarne.

Per il WAC hai bisogno di una matita e un foglietto (o un foglio di calcolo). Disegna una sorta di matrice; intitola la prima colonna "fattori", le altre colonne le "scelte" tra cui decidere (tante colonne quante sono le scelte tra cui decidere). Nella colonna dei fattori elenca tutti i fattori che per te sono rilevanti per la decisione finale (anche se ti sembrano poco significativi) e assegna a ciascuno un peso (weight) in parentesi (w). Il peso dovrebbe riflettere l'importanza del fattore sulla decisione e va da 1 (meno importante) a 10 (più importante). Successivamente, per ciascuna colonna di scelta assegna un voto g (grades) a ciascun fattore. Questo corrisponde al valore che dai a ciascun fattore per la scelta in considerazione. Moltiplica poi per ogni riga il peso per il voto (w x g) e scrivi il risultato nella stessa riga sotto la colonna della scelta in considerazione. Infine somma i voti pesati per ciascuna colonna, ottenendo un totale (Tot) per ciascuna scelta. Il totale più alto corrisponderà alla scelta migliore.

Factors	Choice 1		Choice 2		...
f.a (w.a)	g1.a	w.a x g1.a	g2.a	w.a x g2.a	...
f.b (w.b)	g1.b	w.b x g1.b	g2.b	w.b x g2.b	...
f.c (w.c)	g1.c	w.c x g1.c	g2.c	w.c x g2.c	...
...	...	...	...	...	
		Tot 1		Tot 2	

Una nota. In generale, dovresti chiederti se uno specifico pensiero è buono per te, per le persone attorno a te, per gli altri esseri viventi, per l'ambiente, per la Terra, per le future generazioni e molto di più. Questo perché non importa quanto tu provi ad essere obiettivo e bene informato nelle tue decisioni, non puoi determinare il risultato finale dei tuoi pensieri, e delle tue azioni, ma devi agire affinché esse miglioreranno il Mondo. La vita è un sistema complesso, siamo tutti interconnessi, in un modo o in un altro. Noi e tutte le cose sul nostro pianeta (e oltre) siamo interconnessi e interagiamo in modi complessi. Non c'è modo di determinare, in maniera completa, il comportamento emergente del sistema globale di cui siamo parte. Per di più il comportamento emergente, che ci piaccia o no, influenzerà noi stessi.

Ciò è una conseguenza del fatto che la vita è un sistema complesso, anzi è uno dei più complessi sistemi complessi; piccole differenze nelle condizioni iniziali, implicano differenze enormi nello stato in cui il sistema (e le sue parti) può trovarsi. Inoltre queste differenze sono impredicibili: maggiore è l'intervallo temporale tra lo stato iniziale e lo stato finale più grandi e impredicibili le differenze tra gli stati in cui il sistema potrà trovarsi. Probabilmente questo ti è noto come Effetto Farfalla.

Imparando questa grande lezione comincerai a vivere in pace. Puoi credere di avere il controllo della tua vita (e ancora peggio su quella degli altri) e struggerti contro la realtà, oppure mettendo in dubbio i tuoi pensieri e le tue credenze puoi imparare che, essendo la vita un sistema complesso, il meglio che puoi fare è agire in buona fede e lasciare fluire.

Mettendo in dubbio il tuo pensiero attraverso la domanda numero tre **acquisirai il potere di scegliere cosa fare del tuo pensiero in accordo ad una terza ottima unità di misura: quanto bene stai provando ad agire come parte di un grande sistema complesso.**

PASSO TERZO: Pensa che stai pensando i tuoi pensieri e nessuno di essi esiste

Tu pensi, hai la consapevolezza del fatto che puoi pensare i tuoi pensieri, adesso puoi andare ben oltre, al terzo ed ultimo passo dove scoprirai il più profondo (e nascosto) stato della mente; stai per scoprire l'ultimo passo per liberare il potere incredibile che è dentro di te.

Questa fase riguarda lo scegliere cosa fare dei tuoi pensieri, se trattenerli o lasciarli andare e come farlo; riguarda il comprendere cosa è reale e qual è il nostro posto nello spazio e nel tempo. Riguarda il modo in cui vivere, come liberarsi da pensieri deleteri, rimpianti, cattive opinioni, brutti sentimenti, come dimenticare il passato; riguarda il godersi la vita, essere felici, restare presenti nel 'momento' e, insieme agli altri due passi, come raggiungere l'eccellenza, la grandezza, qualsiasi cosa questa rappresenti per te. Inoltre tutto ciò è estremamente semplice.

L'attivazione dei neuroni è l'origine/causa dei tuoi pensieri. Non abbiamo ancora una Teoria della Mente ma possiamo essere abbastanza sicuri che la mente è il cervello (dovremmo pensarci? Metterlo in dubbio? Forse no, questa è scienza non un pensiero o un'opinione).

La mente è cervello. Anche se tentassi di uscire dal tuo corpo (senza risultati), se (spero mai) dovessi rimuovere parte di esso, o persino se aggiungessi strumenti esterni al tuo corpo e imparassi ad usarli, qualunque percezione della realtà, ogni singolo istante di coscienza, ogni singolo pensiero conscio o subconscio avviene perché e finché i neuroni si attivano. Questa è la lezione più importante da tenere in mente. **Qualunque forma di pensiero è determinata esclusivamente dall'attivazione dei neuroni; solo questo esiste realmente, nient'altro.** Non importa quanto forte sia il tuo credere che i fatti siano reali, la dolce-amara verità è che **nulla esiste all'infuori della tua mente.** Con questo intendo che, esclusi gli oggetti e i processi fisici, non c'è nessuna realtà lì fuori, tutto il resto vive solo nella nostra mente, solo lì.

A volte si tratta di credenze/memorie collettive, cioè di pensieri (su fatti) che vivono nella mente di molte persone ma ciò non ci giustifica nel dare per scontata l'esistenza dei fatti stessi.

Atomi, cellule, stelle, animali, piante, vento, pioggia, sole, la temperatura nella tua stanza, il tasso di mortalità, le epidemie, la disoccupazione, i libri (non necessariamente il loro contenuto), denaro, il presente, cibo, calorie, forza muscolare, e infinite altre cose sono tutti esempi di 'fatti reali', qualcosa che esiste davvero, a prescindere da qualsiasi interpretazione che ne possiamo dare. Chiamiamoli i 'Reali'.

Emozioni, opinioni, credenze, giudizi, pregiudizi, colpe, errori, rimpianti, risentimenti, convinzioni, problemi, passato, futuro, ecc.., sono tutti esempi di ciò che esiste solo nella nostra mente. Chiamiamoli i 'Non-Reali' (immaginari sarebbe ancora meglio).

Nota che la maggior parte dei Reali sono cose positive o almeno neutre mentre, molto spesso, i Non-Reali sono cose negative. Di fatto il terzo passo per liberare l'INCREDIBILE POTERE dentro di te è più utile per lasciare andare i Non-Reali piuttosto che trattenere i (pensieri sui) Reali. D'altro canto perché ti dovresti liberare di pensieri positivi?

Esiste un criterio che puoi usare per capire se qualcosa ha realtà fisica oppure è solo un prodotto della tua mente:

Se lo puoi narrare e non lo puoi misurare
quasi sicuramente non esiste.

Puoi narrare un fatto, raccontare una storia a riguardo?

<<È colpa sua; glielo avevo detto, non comportarti

così. Ero sicuro di avere ragione e che lei si sbagliava. Adesso mi sento molto male a causa delle sue azioni. In conseguenza alle sue scelte mi trovo immerso nei problemi>>.

Puoi (o avresti potuto) tu o qualcun altro per te, farne una misura su di esso, o delle sue proprietà, con uno strumento fisico?

Se le riposte sono rispettivamente 'si' e 'no' allora, molto probabilmente, ciò che tu credi sia un fatto non lo è.

Ero tentato di fornire maggiori dettagli su come distinguere un Reale da un Non-Reale ma nello spirito di questo piccolo libro, nello spirito dell'INCREDIBILE POTERE, voglio lasciarti pensare; con il tempo e la pratica imparerai quali sono le differenze tra i due.

Qualcuno ti ha spezzato il cuore? Lo so, è una delle situazioni più dolorose. Ti senti infelice, triste, tutto sembra privo di significato, le lacrime scivolano giù dalle tue guance, nessuno sembra capirti, non hai voglia di mangiare…

Stop.

Respira.

Pensa.

Pensa i tuoi pensieri.

Adesso chiediti: è il (presunto reale) fatto la causa del tuo dolore? Oppure la causa è l'attivazione dei tuoi neuroni? **Il fatto**, anche se era reale, non sta più agendo su di te, **non è la sorgente dei tuoi pensieri dolorosi.** La sorgente dei tuoi pensieri dolorosi è l'attivazione di (un ben preciso gruppo di) neuroni, non il fatto. Il fatto neppure esiste, non più. Vive nella tua memoria, nei tuoi pensieri, è nella tua testa non nel mondo reale.

Sono le sue scelte o i pensieri che stai avendo riguardo le sue scelte la sorgente delle tue sensazioni dolorose? Adesso sai la risposta. Perché dovresti dar retta ai tuoi pensieri se il fatto non esiste?

Per di più, il pensiero stesso non esiste. Puoi misurare un pensiero? No, non puoi (non credere che sia possibile con strumenti di neuroimaging; al più misuri l'attività dei neuroni mentre hai un pensiero, non il pensiero stesso). Ricorda, quando hai avuto un pensiero, gruppi di neuroni sono stati attivati e come risultato hai percepito quel pensiero con un senso di realtà. In questo senso **i neuroni che emettono segnali sono Reali, i tuoi pensieri sono Non-Reali.**

Potrebbe sembrare una differenza sottile, una definizione inutile, tuttavia è il più potente cambio di paradigma riguardo il cervello, la mente e la realtà. Probabilmente hai bisogno di tempo per accettarlo, il tuo cervello proverà a 'mostrarti' molte prove contro questa visione della realtà. Fa parte del processo di apprendimento. Molto spesso i cambi di paradigma seguono un percorso ben preciso: da <<È sbagliato>> a <<Potrebbe funzionare, forse!>> per arrivare a <<È giusto però...>> finché <<Ma era ovvio>>. Il secondo step può esserti utile, usalo.

Se comprendi e assimili tutto questo, e il potere che ne deriva, dovrebbe esserti facile lasciare andare qualsiasi pensiero indesiderato. Fino ad allora ecco un piccolo trucco.

Quando un pensiero ti salta in mente semplicemente notalo, non giudicarlo (poiché lo hai già fatto), non dire se è buono/cattivo se vale la pena pensarlo, semplicemente lascia che appaia nella tua testa, seguilo e osserva come va via (lo farà). Poi tornerà, notalo, osservalo, non giudicarlo, non provare a respingerlo; dì <<sto avendo questo pensiero, sto pensando "ciò che stai pensando">>. Immaginalo letteralmente in uno schermo, immagina le parole del tuo pensiero apparire in uno schermo della TV (o un muro, un foglietto, ecc..); ciò ti aiuterà a capire che esso è solo un insieme di parole, che nonostante sembri reale non lo è, è soltanto quell'insieme di parole. Per rinforzare il processo, sposta l'attenzione (quando il tuo cervello avrà deciso di farlo) sul tuo respiro, senza forzarlo né guidarlo, né giudicarlo. Dopo qualche andirivieni il pensiero andrà via. Lo farà.

Questo terzo passo serve a riconoscere che neuroni che si attivano sono reali mentre i pensieri non lo sono. Nient'altro. tuttavia le implicazioni sono sconvolgenti. L'attivazione di neuroni avviene costantemente ma avviene a passi temporali discreti, molto ravvicinati, ma sempre a passi discreti. Ovviamente non possiamo percepire il gap tra le varie attivazioni che danno luogo ai pensieri poiché nel lasso temporale tra essi è come se il nostro cervello non sta pensando affatto. Oltretutto, poiché il gap temporale è molto piccolo, nessuno riesce a percepire il nostro pensare in passi discreti. Ricorda pure che esiste una sovrapposizione temporale tra le attività di gruppi di neuroni: mentre alcuni gruppi di neuroni sta emettendo segnali elettrici/chimici altri gruppi di neuroni stanno accumulando cariche elettriche e si preparano per la susseguente attivazione/ emissione. È il motivo per cui percepiamo un 'flusso' di pensieri. Possiamo affermare quanto segue: percepiamo il tempo del processo di pensiero come un continuo, anche se in realtà è discreto. Ti dico ciò per farti riflettere sul fatto che, in definitiva, tutto ciò che ha importanza è il presente, momento dopo momento, istante dopo istante. Perché preoccuparsi del passato? Perché avere paura del futuro?

Dunque, qual è il nostro posto nello spazio e nel tempo?

Siamo corpi dotati di un cervello, i cui neuroni ci permettono di pensare e ci danno l'illusione di un senso di realtà. Niente di più, niente di meno. Non c'è nulla di speciale nel cervello di una persona piuttosto che in quello di un'altra. Insieme a tutti gli animali, tutti noi condividiamo pressappoco lo stesso meccanismo di pensiero. Noi con essi e tutti gli altri esseri viventi siamo parte di un grande sistema complesso. Nessuna sua parte può essere considerata più importante. Qualunque scelta, qualsiasi azione, ogni decisione influenza il comportamento emergente del sistema complesso di cui siamo parte. In perfetto accordo con le leggi della fisica (la relatività speciale di Einstein e la meccanica quantistica) e con le teorie sul funzionamento del cervello ciò che esiste è il momento presente. Il passato è andato, non è un Reale, non più. Il futuro deve ancora arrivare, non è un Reale, non ancora. Diventa reale solo quando smette di essere il futuro, per un singolo istante, il presente. Il presente, l'Adesso è tutto ciò che importa, il solo tempo realmente esistente.

In quanto esseri insignificanti, pensanti in minuscole frazioni temporali, parti di un grande sistema complesso in un angolo remoto di un universo inimmaginabilmente grande, limitati tra un inutile passato e un impredicibile futuro, abbiamo un INCREDIBILE POTERE: essere il nostro migliore sé per vivere il nostro migliore Adesso, sempre.

Il momento giusto per usare l'Incredibile Potere

Quando devi usare questo metodo? Di tanto in tanto? Molto raramente? Per ogni singolo pensiero? Non ci sono regole. Usa questo metodo ogni volta che ne senti il bisogno. Come ho detto più volte, la Vita è un sistema complesso, lasciala fluire. Ascolta il tuo cuore e lascia fluire la vita.

Usa ciò che hai scoperto in questo piccolo libro tutte le volte che ti senti incerto riguardo a un pensiero, tutte le volte in cui ti senti troppo sicuro (per garantire un costante miglioramento), usalo pure casualmente (nella teoria dei sistemi complessi si dimostra che, molto spesso, nel lungo periodo, la casualità consente miglioramenti/guadagni costanti e il minor numero di fallimenti/perdite). È tutto. Ascolta il tuo 'cuore', quell'intricata rete di neuroni attivi che si 'sommano' a darti il senso dell'intuizione; capirai quali sono i momenti giusti per usare questo metodo, ed arriverai a liberare l'INCREDIBILE POTERE dentro di te.

Considerazioni Finali

Hai l'opportunità di cambiare la tua vita per sempre. Pensare è un processo non un evento. Per cambiare la tua vita per sempre hai bisogno di un processo: il processo è l'INCREDIBILE POTERE. Applicando il metodo osserverai una crescita esponenziale. Le prime volte ti sembrerà strano, inutile o difficile, per favore non ti arrendere. Ho mantenuto questo libro più breve che ho potuto, in modo che puoi rileggerlo tutte le volte che desideri senza sprecare molto del tuo tempo prezioso. Tienilo sempre con te. L'Incredibile Potere aspetta solo di essere liberato.

Non hai bisogno di ulteriori spiegazioni. Arriverà il momento in cui non avrai più bisogno neppure di questo libro. Tutto ciò che ti serve è dentro di te. Tu solo puoi scoprire il vero potere cambia-vita di ciò che hai letto. E lo farai.

Non devi fidarti di me. Devi avere fiducia in te stesso. Fai alcune (centinaia, o migliaia di) prove. Quando cominci a notare che funziona... bene vuol dire che comincia a funzionare! Finché non vedi cambiamenti applicalo ancora ed ancora (ricorda che si tratta di un processo non di un evento) prima o dopo noterai il suo potere. Il risultato è garantito. Se applichi il metodo nel modo giusto funzionerà. E il solo modo per capire il modo giusto è dentro di te, nessuno può insegnartelo! Sii consistente e i risultati arriveranno. Abbi fiducia in te stesso, nell'INCREDIBILE POTERE che è dentro di te. Tutto il potere nasce da dentro. Verso un mondo migliore i miei migliori auguri per la tua migliore vita.

Una lista

Ti suggerisco una lista di convinzioni che dovresti/
potresti cominciare a mettere in dubbio. Fallo, fai
ciò che 'pensi' sia giusto per te:

- Essere vegetariani non è una buona scelta, ho bisogno di carne e pesce.
- Chi se ne importa degli animali, in quanto essere umano sono superiore ad essi.
- Non ho bisogno di continuare ad imparare.
- La mentalità scientifica non è necessaria né sufficiente per capire il mondo.
- Dio esiste, la mia fede ne è la prova.
- La Guerra a volte è necessaria e/o inevitable.
- Sostanzialmente a nessuno importa di me, perché dovrebbe importarmi degli altri?
- È impossibile diventare ricchi senza una buona dose di fortuna.
- I soldi sono tutto.
- I politici, i ricchi imprenditori, gli attori…, poiché hanno successo sono ottimi esempi da seguire.
- Sarei felice se solo avessi….
- Ho così tanto tempo nella mia vita, lo farò (qualcosa) un giorno, prima o poi.
- Questo libro è inutile.
- Sono solo uno su milioni, quale potrebbe essere l'impatto delle mie scelte sul mondo intero?

Un'ultima cosa

Voglio ringraziare una persona: TE. Grazie per essere di mentalità aperta. Grazie per aver letto questo libro. Possiamo cambiare il Mondo cambiando prima noi stessi. Spero questo libro contribuisca a rendere il Mondo un posto migliore in cui vivere. Condividilo con le persone che ami (e con chi non ami).

Sentiti libero di contattarmi all'indirizzo unbelievablepower@mail.com per commenti o suggerimenti e soprattutto per i risultati che stai ottenendo. Spero di sentirti presto.

Il tuo feedback è importante, per favore recensisci questo libro sullo store online. È l'unico modo in cui posso diventare uno scrittore migliore e restare più vicino a voi lettori.

Credo fortemente in questo metodo, è perfettamente in linea con i risultati scientifici, si allinea con molti pensieri spirituali andando ben oltre essi e, cosa più importante, funziona per me e per le persone che lo hanno provato e mi hanno raccontato la loro esperienza.

Troppe persone vogliono cambiare il mondo, in pochi decidono di cambiare prima se stessi. Se anche tu, come me, pensi sia possibile rendere il mondo un posto migliore, che ognuno di noi può fare la differenza e il modo migliore per farlo è cercando di essere ogni giorno la versione migliore di se stessi, allora condividi questo libro; aiutami a raggiungere quante più persone possibili. Da soli possiamo fare la differenza, insieme possiamo fare una grande differenza.